La Herbolaria MEXICANA

Historia Corta y **"Chorro de Tips"**

*__Para Mayores de 18 años. No Substituye a los
Medicos SON "Recetas" usted sabe "Si'lentra".__*

en su serie: **¿Realidades o Novelas?**

que **S**on **E**scritos **C**ortitos PERO que **D**icen **M**ucho

**Para Sugerencias de Temas, Peticiones y
Complacencias:** holasoyjavy@yahoo.com

o en FACEBOOK @Realodades ONovelas

o en TWITTER   @Realidades oNovelas

Correo redacción: javyjg@yahoo.com

SINOPSIS

La herbolaria Mexicana SON otros de los conocimientos y de las muchas aportaciones a "La Humanidad" que de la Cultura Azteca se han usado y que adjuntados a los conocimientos de otras culturas de "La Antigua Antigüedad de Antes" los laboratorios han hecho "Titipuchales de lana" con materia prima y conocimientos que ya no deberían de costar tanto PERO "Hoy en Día" da más miedo enfermarse por "El Alto Costo de Los Médicos y Medicamentos" que por el mal que nos pudiera hacer la Misma Enfermedad o ¿a poco NO?.

En este Libro de Su Serie ¿**Realidades o Novelas?** que **S**on **E**scritos **C**ortitos PERO que **D**icen **M**ucho, les daremos una breve historia de este TAN extenso tema pues la Herbolaria en la humanidad ha ido evolucionando con aportaciones tan antiguas como las de culturas Asiáticas de más de 8,000 años Antes de Cristo, importantes aportaciones de Egipcios, Hebreos y Griegos que con estos y gracias a su escritura vinieron posteriormente a dar a el Mundo Occidental PERO que para cuando llegan a América YA La Cultura Azteca había hecho sus PROPIAS investigaciones y descubrimientos para tratar males, dar terapias y hacer curaciones en la mayoría de los males que aquejaban a aquellas comunidades por lo que en este libro, hacemos hincapié principalmente en las aportaciones de La Cultura Azteca dándole prioridad más que a la historia, de donde vinieron o de los "Nombres Científicos de estas Plantas", a proporcionarles las mas recetas, procedimientos y soluciones o **"Tips"** para situaciones, problemas y requerimientos actuales por lo que le hemos llamado a este libro

La Herbolaria MEXICANA **Historia Corta** y **"Chorro de Tips"**

Temas con el que contaremos además de nuestras investigaciones y comentarios de aquí y allá con sus experiencias al IR complementando Mentalmente con Sus Conocimientos estos escritos, pues como es nuestra costumbre y para los que están leyendo por primera vez Un Libro de Nuestra Serie, les comentaremos "RAPIDITO RapiditO" que en nuestros Libros tratamos de que Usted amable lector forme parte de este escrito participando mentalmente al tiempo de irlo leyendo con sus conocimientos y complementando con sus experiencias nuestros comentarios para que Se "Formen Sus Propias Opiniones y Conclusiones" SIN dejar de Usar Su Sentido Común y "Según Se

Sientan" para pedir La Opinión y Consulta Profesional de su Médico Familiar o de Confianza, pues estos "Tips" no substituyen de ninguna manera a Un Médico Titulado, pero nos sirven para solucionar algunos malestares comunes y cotidianos, con los que nuestros Antepasados Crecieron Sanos y Fuertes.

Una vez aclarado esto. Salu2 y a "Darle que es mole Dí Olla".

COLABORADORES

Margarita Balderrama editora. Jessica García supervisora de Investigación Biológica y Jazmín Gannon Asesoría técnica e investigación Biológica.

DEDICATORIA

A to2 los interesados en la economía, el bienestar familiar y de la humanidad, por medio de conocimientos de antaño que han demostrado ser efectivos SIN dejar de necesitar para ciertas ocasiones y casos el indispensable auxilio de la medicina Homeopática, de Acupuntura y Otras Disciplinas Medicas muy Respetables como la Medicina Alópata que es la que practican los Médicos que más comúnmente conocemos con sus métodos de Hospitalizaciones, Cirugías, recursos de Laboratorio y demás que en la actualidad son Tan usa2 e indispensables para la Salud, longevidad y Belleza o ¿Apoco NO ocupa Un Lugar Preponderante en las sociedades actuales "La Bendita Cirugía Plástica"?

Preámbulo

Recordemos que no obstante a los conocimientos de "La Herbolaria" el promedio de vida del humano no era tan longevo como en la actualidad de donde debemos tenerle Fe y darle el Crédito que merece al Esforzado PERO carísimo gremio de Laboratorios, Hospitales, Médicos y Demás que si bien "a Veces" nos curan de algún Mal o Enfermedad, también Nos Pueden Matar "DESPUES de curados" de Un Infarto al Ver "La Cuenta" pues los precios exorbitantes y la imaginación tan fluida que tienen para ir escribiendo, aumentando y detallando "el Total" que "Ponen" a la hora de "Desglosar" TODO lo que se requirió para sanarnos "Ahí es donde la Puerca Tuerce el Rabo" pues Ya Quisiéramos Vivir el Tiempo que vamos a Tener que Trabajar PARA pagar ESE Cuentón y lo "Mas Peor" es que SON cuentas heredables y que a veces hay que Pagarlas aunque el Paciente haya Muerto pues existe la Gran Escusa "Que la Ciencia tiene Límites" y que se hizo lo humana y medicamente posible.

Bueno REGRESANDO a lo de la Herbolaria """No se preocupe de Dónde encontrará to2 estos Ingredientes""" por ejemplo, si vive en "La Ciudad de México" porque ya desde el 29 de enero del 2016 No se llama "Distrito Federal" (Se salieron con la Suya Los Gringos con su México City) y ojalá que No se salgan con "la Suya" con ESO de que La República Mexicana ES parte de "Centroamérica" que aunque Allá hacen cosas muy Buenas como "Maribel Guardia" PERO de to2 mo2 estamos mejor como parte de Norteamérica, bueno, les decía que todas las hierbitas las encuentran si viven en "México City" en el Mercado de Sonora que esta por el Rumbo de La Merced por Raros o Graciosos que le parezcan los Nombres. También se encuentran algunas de estas hierbas por "Su Rumbo" en algún Mercado o Supermercado, en La Comer o en Wal-Mart en la Sección de Especias "0j0" en las Tiendas Naturistas se las van a querer Vender "Ya Procesadas y con Su Marca", menos Concentradas y Más Caras PERO "a lo mejor" ahí les dicen "Donde" las hayan y si No Tienen Una Comadre o Amiga que Sepa, en Cualquier Mercado donde Vendan Frutas y Vegetales ahí "La Marchantita" les DICE done Venden Hierbas y de ahí "Se va haciendo Una Cadenita" y al Rato ya SON Unos Expertos(as) y ACERTA2 Hierberos(as).

Así que echémosle una leidita a este libro, recurramos a su sentido común y tratemos de vivir sanamente para caer "lo menos posible" en manos de los muy respetables médicos.

Recordando que este es un Libro para Mayores de 18 años y No Substituye a los Médicos SON "Recetas Tradicionales" usted sabe "Si'lentra".

(por Javy JG)

La Herbolaria MEXICANA

Historia Corta y "Chorro de Tips"

Para Mayores de 18 años. No Substituye a los Médicos SON "Recetas" usted sabe "Si'lentra".

En Su Serie ¿Realidades o Novelas? que Son Escritos Cortitos PERO que Dicen Mucho

Y…….. Arrancamos con un **"Chorro de Tips"**
(Remedios conocidos como Caseros**)**

Rápidamente nos remontaremos en "La Humanidad" más o menos a hace 8,000 años antes de Cristo en que la Cultura China ya tenía grandes conocimientos de las Plantas y Recursos Naturales, conocimientos que vinieron a estar más documentados y al alcance de to2 con la aportación e implementación de la escritura que facilitó la propagación de estos conocimientos a to2 los Continentes PERO sin dejar de Reconocer y Aclarar que para cuando vinieron a llegar a América que fue con "La "Nefasta" Conquista de México otro de los Libros de esta Su Serie **¿Realidades o Novelas?** que **S**on **E**scritos **C**ortitos PERO que **D**icen **M**ucho y que si No la han leído les sugiero y recomiendo que lo lean pues "Algo" se menciona de este Tema en los Jardines Botánicos de Moctezuma y que además por todo lo que ahí se trata es "Muy Recomendable e Interesante" SOLO vayan a Amazon.com o Amazon.com.mx o según de donde sean lectores y pongan el título del libro y ahí sale y si no quieren poner los datos de su tarjeta de Crédito por aquello de La Corrupción y que pueden "Tener o Clonar" sus datos, les sugerimos comprar una Tarjeta de Regalo de Amazon.com o Amazon.com.mx o según su lugar de residencia y con ESA no ponen sus datos por aquello de La Corrupción que por cierto también Les Recomendamos Ampliamente que lean si no lo han Leído, ES otro de Nuestros Libros que tiene por título: **La Corrupción en México ¿Desde Cuándo Existe?**

Les comentaremos que si no están muy acostumbrados al uso de las "Hierbitas", al principio to2 los nombres se le harán sumamente extraños y hasta graciosos pues recuerden que estaremos usando los Nombres Originales No los Nombres Científicos que ESOS si quieren Ponen el Nombre Original en el Internet y ahí Les dicen con que Nombre lo Usan Los Laboratorios y Científicos PERO que ellos Segura y Originalmente para su Uso lo Sacaron de alguna Información como la de Este Libro PERO También tengan la seguridad que "Si Apuntan" el nombre y se lo llevan al Mercado, Tienda o Hierbero que se los Surtirá, ellos con toda seguridad "Sabrán de que se Trata", por ejemplo, si Vive en la "Hoy" Ciudad de México "Ya No D.F." en el Mercado de Sonora por el Rumbo de La Merced encuentra TODO.

Remedios que "Quién sabe quien los inventó o descubrió" PERO que a través de los años nos han sido muy útiles hasta en la actualidad para conservarnos Sanos y lejos de los Médicos. Remedios que vienen de antaño y que empezamos a tener antecedentes "del Uso Común y Escrito" desde hace mas de 500 años en que se consumó La "Nefasta" Conquista en México (Titulo de Otro Libro de Nuestra Serie ¿Ya lo leyó?) Remedios de los que seguramente usted, su mamá o su abuelita con toda seguridad conocerán otros muchos más de los que vamos a poner en este modesto libro, el que esperamos les sea muy útil y que además SON los Tips que Ustedes más han pedido o preguntado diciendo que si DESDE entonces Los Aztecas tenían los Mismos problemas y nosotros creemos que "Si" y de cómo los resolvían nuestros antepasados, así que ahí les van algunos Remedios para malestares y preguntas que amablemente nos han mandado al correo javyjg@yahoo.com algunos lectores que seguramente leyeron en La "Nefasta" Conquista de México, pues ahí se mencionaban "Los Jardines Botánicos de Moctezuma" y que en ellos "Tenían la cura" para la mayoría de las enfermedades que los aquejaban por lo que les presentamos este libro con una recopilación de los Remedios mas pedidos por ustedes, esperando sea de su agrado y utilidad y ahora "Si" Procedemos con este Chorro de **"Tips"**:

(Esto ES como las **"E**specias de la **C**ocina**"**, al **P**rincipio va **C**omprando las **H**ierbitas de **U**na por **U**na y luego "Ya Tendrá de Todo").

"Tip" 1.- _"ACNE"_

1.- Usaremos 5 gramos de Corteza de Nogal y una Cucharadita de Hojas de Zarzaparrilla secas y Quebradonas NO Molidas.

2.- Con ESTOS componentes se hace un cocimiento en Un Litro de Agua.

3.- Y se divide ESTE contenido en SEIS partes más o menos Iguales.

A.- Se toma cada una de las SEIS porciones más o menos una hora ANTES y otra Hora Después de cada uno de los TRES alimentos.

B.- Aumentándole de Su Cosecha conocimientos que "Ya Seguramente usted tiene" como acostumbrar Pan Integral, no comida grasosa, etc. etc.

"Tip" 2.- *5 de Gasecitos Intestinales*

1/5.- 1.- Cuando el Estómago Esta Débil y tiene predisposición a la Inflamación. Se prepara un Té con 10 gramos de "Romero" para un litro de agua.

A.- Se toma una Taza ANTES de los Alimentos.

2/5.- 1.- Cuando se tienen Flatulencias. En Un Litro de agua hirviendo se agregan una cucharada de Flor de manzanilla, una cucharada de Semillas de Comino, 8 hojas de Toronjil, una cucharada de Semillas de Cilantro y 2 Ramitas de Menta.

2.- Todo Junto se pone en el Agua hirviendo y se deja hervir por 3 minutos más.

A.-   SE toma Una Taza DESPUES de cada comida.

B.-   Sazonar sus Alimentos sobre todo Las Ensaladas con Comino, Cilantro y Semillas de Anís.

C.-   Acostumbrar las Ensaladas de Hinojo y Apio.

3/5.- 1.-   Cuando se tiene el Vientre Inflamado Combinado con Flatulencias.   Se prepara un Té con 2 cucharadas de Sábila Pelada y Picada, 10 Cascaras de Tomate Verde, 1 cucharada de Anís Verde y 1 Raja Grande de Canela Desmenuzada y se agrega Todo esto a un Recipiente con agua hirviendo que tenga un poquito Menos de Medio Litro.

2.-   Se deja hervir por 5 minutos más.

3.-   Se Tapa el Traste y Se Deja Reposar

4.-   Hasta que este Tibio Se Cuela.

5.-   Si Quiere, puede endulzarlo con Miel de Abeja.

A.-   Se toma Un Vaso DESPUES de cada Comida

B.-   Esto se hace por 3 semanas y Ve Resulta2, y si fuera necesario empieza de nuevo.

4/5.- 1.- Ventosidades Infantiles, Cuando los Bebes se encuentran con el estomago Inflamado y toman Mamila, se prepara un Te Ligerito No tan Concentrado como pudiera dársele a niños de más de 6 años o a Adultos de Hinojo y Hierbabuena.

A.- Se le agrega a la Formula Láctea un poco.

5/5.- 1.- Con Mala Digestión e Inflamación de Estomago, Una cucharada de Albahaca, Una cucharada de Manzanilla si ES Seca o 10 Ramitas si ES Fresca, 2 Ramas de Hierbabuena, Una cucharadita de Tomilla y 10 Flores de Árnica. Se Agrega Todo Esto a Un Litro de agua que Ya Tengan Previamente Hirviendo.

2.- Se deja Hervir todo junto por 3 minutos mas.

3.- Cuando este Tibio Se Cuela.

A.- Se toma Un Vaso DESPUES de cada Comida.

B.- Si Gusta puede endulzarlo con Miel de Abeja.

C.- Se toma por 3 semanas y Ve resulta2, si fuera necesario, empieza nuevamente la secuencia.

"Tip" 3.- *6 para Prevenir la OSTEOPOROSIS*

1.- (1/6).- Lave muy bien y Muela perfectamente el Cascaron de Un Huevo Rojo.

2.- En el extractor de Jugos ponga Zanahorias, la Mitad de Un Pepino y la Cuarta parte de Un Betabel.

3.- Esto lo pone en la licuadora con el Polvo de la Cascara del Huevo Rojo con Media Manzana Pelado y cortada en trozos y 2 cucharadas de Semillas de Ajonjolí.

A.- Se toma su licuado to2 los días por las mañanas Antes del Desayuno.

1.- (2/6).- Para que no se aburra del mismo sabor luego le cambia PERO sigue conservando el Polvo de Cascaron de Huevo Rojo, puede preparárselo con 2 Jitomates Grandes y Rojos con Un Diente Pelado de Ajo, Una Rebanada de Cebolla y 2 Chilitos Piquín, Poca sal, el Jugo de 2 limones y un vaso de agua.

A.- Este es para Tomárselo 10 minutos Antes de la Comida.

1.- (3/6).- También para Antes de las Comidas puede tomarse Un Jugo Verde con Apio, Pepino, Espinacas y Perejil licuado con jugo de Naranja.

A.- Se lo toma también 10 minutos antes de la Comida'

1.- (4/6).- Para la Noche, pone a remojar 10 Almendras en un Vaso de Leche Fría, Una cucharada Sopera de Avena Cruda, Media manzana Pelada y Partida en Pedacitos y 2 cucharadas Soperas de Miel de Abeja.

2.- Todo esto se Licúa Muy Bien para que queden Molidas las Almendras o si puede le pone Almendra en Polvo.

A.- Se lo toma Antes de la Cena.

1.- (5/6).- Otro es Jugo de Naranja Licuado con Una Rebanada de Piña SIN Centro y en cuadritos para que se licúe bien, 4 Hojas de Espinacas Muy Bien lavadas y Desinfectadas. Media manzana Pelada en cachitos y Media Papa Pelada y cortada en cachitos para que quede Bien Licuada.

A.- Se lo toma en Ayunas, si gusta endulzándolo un poco con Miel de Abeja.

1.- (6/6).- En el vaso de la licuadora pone Medio vaso de Agua, 2 Jitomates Grandes y Coloradotes, se licúa y se Cuela.

2.- Se Vuelve a Licuar con 2 cucharadas Soperas de Germen de Soya picados, 2 cucharadas de cucharadas de germinados de alfalfa también picaditos y 2 cucardas de Semillas de Girasol, Medio diente de Ajo picado y un Poquito de Sal.

3.- Se Licua Un Buen Ratito para que quede Muy Bien Molido.

A.- Se toma SIN Colar

Notas.- También puede echar a Volar su imaginación y Creatividad y Tomarse unos Ricos, exóticos y diferentes licuados lavando y desinfectando Muy Bien todas las Frutas y verduras e Implementando en su alimentación leche, quesos, yogurt, ajonjolí, Jalea Real, pepitas de calabaza o girasol.

"Tip" 4.- _Acides Estomacal_

1.- Para Un litro de Te, se prepara con Una Cucharada de "Cancerina", una cucharada de "Flor de Árnica" y una Cucharada de "Polvo o Semillas" de "Fenogreco"

A.- Este Cocimiento Se Hierve por 4 minutos

B.- Se deja Reposar por 20 minutos y SE Cuela.

C.- Se toma como "Agua de Uso".

"Tip" 5.- _Acido Úrico_

1.- Jugo de Perejil con Jugo de Zanahorias

A.- Tomar en las Mañanas su Buen Vaso. No comer carnes Rojas ponerle a todo lo que quiera y pueda sus ramitas de Perejil muy bien lavadas.

"Tip" 6.- _Afrodisiaco_

1.-   ¿Quieren saber cómo Se Prepara Un BUEN Afrodisiaco?   !!!!!   aaaaAAAhhhH   ¡¡¡¡¡ ¿¿¿Verdad??? para ESTO se pone a hervir de 20 a 25 gramos de madera FRESCA de Anacahuite en Un Litro de agua.

A.-   SE toman DOS Tasas de esta infusión, media hora ANTES de............ cada Comida. (y dije Comida NO Co...da).

B.-   Éste Tratamiento es Durante 15 días consecutivos y luego dejen de tomarlo otros 15 días y después volver a hacerlo (o sea que Cómprense de Una Buena Vez Un Kilo de madera FRESCA de Anacahuite).

C.-   Se la pueden tomar los DOS para que estén Vigorosos Fuertes y Ganosos SIN dejar de Complementarse con Una Buena y Sana Alimentación (para que Aguanten).

"Tip" 7.- _Almorranas_ (1)

Es importante que ESTE bien del estomago pues si esta "Suelto" o "Estreñido" primero debe curarse ESE mal y DESPUES empezar con ESTOS baños de asiento.

1.- Hervimos 40 gramos der Corteza de Ceiba por cada litro de agua

A.- Aplicarse con este preparado, baños de Asiento cada que tenga oportunidad, con el agua a la temperatura que Usted prefiera, teniendo siempre muy limpia "Aquella Parte"

"Tip" 8.- _Almorranas_ (2)

1.- Cortar un pedazo de Sábila

2.- Sacarle "La Pulpa" en trozo lo más completo posible.

3.- Cortar pedacitos que den la forma y tamaño de un Supositorio (al Gusto)

4.- Meterlos al Congelador.

5.- Antes de Suministrárselos, bañarlos con miel de Colmena.

"Tip" 9.- *Antiespasmódico*

1.- Se pican 250 gramos de Nopales Tiernos en un Traste Muy Limpio y se le Agrega el Jugo de 5 Limones Grandes y Jugosos.

2.- Se deja Serenar Durante Toda la Noche.

3.- A La mañana Siguiente se le Agregan 5 cucharadas de Miel Pura de Abeja. Y se lo come Muy Rico en Ayunas HASTA que ESTE Bien.

"Tip" 10.- *Baja la Presión Sanguínea*

1.- Licuar perfectamente en Medio Litro de Agua 2 Hojas de Aguacate Criollo y 2 Hojas de Guayaba.

A.- Se toma ANTES de la Comida y la Cena durante Todo el tiempo que quiera. (Ni Más Ni Menos).

"Tip" 11.- *Barros y Espinillas*

1.- Se hierven en Medio Litro de Agua 5 gramos de Boldo y 5 gramos de Hojasén.

2.- Se deja enfriar y se cuela.

A.- Se toma Un Vaso ANTES de cada Comida

B.- Puede endulzarse Un Poco con Miel de Abeja.

"Tip" 12.- *Borracheras (1)*

Lo primero es aplicarle un "Eficaz Vomitivo" que puede ser:

1.   Un Vaso de Té con 5 gramos de Graciola, la planta completa con Todo y Raíz.

2.-   Puede darle cualquier otro tipo de vomitivo como que masque un Puño de Orégano, Tabaco o Café, o algo que lo haga Vomitar.

3.- Ponerle algo frio o hielo en la nuca y recostarlo con la cabeza más alta que el cuerpo, como con almohada.

A.-   En cuanto lo "Agarre en Su Juicio" explicarle todo el mal que Se Esta Haciendo y "La lata que Está Dando" para que No Se Siga Haciendo ESE mal.

"Tip" 13.- _Borracheras (2)_

1.-   En un litro de agua se ponen a hervir 30 gramos de hojas de Laurel Frescas.

A.-   Si la persona "Ya" es alcohólica No Debe de dejar de tomar de golpe pero Si Ir Dejando proporcionalmente La bebida y llevar Una Dieta Sana y Abundante en Leche y manzanas.

B.-   Tomar Un Vaso del Te de Laurel DESPUES de Los Alimentos para que sus propiedades Calmantes y Antiespasmódicas le ayuden a Su Fuerza de Voluntad para Tomar Lo menos posible y ASI paulatinamente hasta que "Deje de Tomar".

"Tip" 14.- _Borracheras (3)_

1.-   Un Litro de agua en Una Olla de Barro NUEVA.

2.-   Se ponen "Las Cascaras" de 5 plátanos Tabasco que estén "Amarillas" Ni negritas ni verdes.

3.-   Se le agrega el "Agua" de 2 Cocos GRANDES.

4.-   Se pone a hervir por 3 minutos y "Estando Caliente" se endulza con Piloncillo.

5.-   Se tapa y se deja Macerar o Fermentar por 4 días.

6.-   Después de estos 4 días Se le Agrega una Copa o Taza de Alguna Bebida Hecha de Alcohol de Caña y ES importante que sea de Caña pues deben "Evitarse" las bebidas derivadas de Uvas, Granos y Agaves.

A.- De este Preparado se le dará "En Ayunas" un vasito SOLO durante 9 días.

B.- Se deja descansar al Cuerpo 2 días y se repite La Sesión de 9 días.

C.- Siempre con Muy Buena Alimentación, Mucho Amor y Comprensión pues cada Vez que "Quiera" Volver a Tomar "Sentirá Asco y Repugnancia hacia Las Bebidas Alcohólicas. Suerte.

"Tip" 15.- *Cólicos*

1.- En Un Cuarto de litro de Agua se ponen a hervir 2 Varitas de la Planta de Matarique.

2.- Se quita del fuego y Cuando ESTE Tibio, se le pone "La Punta" de una cucharita chica de Carbonato de Sodio y Una Gota de Amoniaco.

A.- Se la Toma y Se le Quita el Dolor.

"Tip" 16.- _**Debilidad Estomacal**_ _(DOS Formas)_

1.- (1/2) .-   Se Hierve Durante 2 minutos Un Litro de agua con 2 gramos de Hojas de Ajenjo y 2 gramos de Sábila.

2.- Se Cuela y se Le Agregan 2 Cucharadas de Aceite de Ricino.

A.- Se Aplica en Forma de Lavativa Tibia.

1.- (2/2).- En Cocimiento con 7 gramos de Ajenjo por Un litro de agua

A.- Se toma Un Vaso ANTES de cada Alimento

"Tip" 17.- _**Desinfectante para Heridas**_

1.- Esto es SOLO para Uso Externo (No se Toma) Se hierven 50 gramos de Ajenjo en Un Litro de Agua.

2.- Se Cuela muy bien.

A.- Se USA para lavar y Desinfectar Heridas.

"Tip" 18.- *Dolores Reumáticos*

1.- Se prepara un cocimiento con 20 gramos de Hojas de Gobernadora en cada litro de Agua.

A.- Para Diarrea y Cálculos, se toma 2 tazas de este Cocimiento diariamente.

B.- Para Dolores Reumáticos, se da masajes en la Zona con este Cocimiento.

C.- Para Escoriaciones y lastimaduras en la Piel se pone Fomentos con este Cocimiento.

"Tip" 19.- *El Famoso Te de Tila*.

1.- Para Reforzar el Sistema Nervioso. Hervimos 80 gramos de hojas y flores de Tila en Un Litro de Agua

A.- Se Toma Una Tasita DESPUES de los alimentos

"Tip" 20.- *Enfermedad Venérea*

En este caso trataremos de la Blenorragia que por ser una enfermedad Venérea y Muy persistente que además se puede localizar en diferentes partes del cuerpo, se requiere de intercalar diferentes bebedizos, tomando los diferentes preparados que se les ofrecen, escogiendo el que gusten para ANTES y para DESPUES de comer.

1.-   Se prepara un cocimiento de 100 gramos de hojas de ABEDUL por cada litro de agua.

A.-   Se toma un vaso media hora ANTES de cada alimento

2.-   Hervimos 50 gramos de hojas "Del Árbol del Perú" y este es para tomarlo media hora DESPUES de comer.

B.-   Tomar Un vaso Media hora DESPUES de cada comida.

3.-   Se hierven 40 gramos de hojas de Eucalipto por cada litro de agua

C.- Y se toma Un Vaso mientras come.

4.- Para Un Litro de agua se hierven 12 hojas de "Tlanepaquelite"

A.- Se toma Un Buen Vaso DESPUES de los alimentos.

Nota.- En NINGUNO de los 4 "Remedios" se debe de endulzar.

"Tip" 21.- *Enjuagues Bucales*

1.- Esto ES para Ulceras, Inflamaciones o Lastimaduras en la Boca Y se hace un cocimiento de 10 gramos de Corteza de Cuachalate para Un litro de Agua.

A.- Se hacen Gárgaras y Buches pasando lentamente el líquido por las partes lastimadas.

Nota.- Este líquido también puede Usarse para lavados Vaginales para una mejor higiene y atacar cualquier pequeña Laceración que existiera.

"Tip" 22.- *Esclerosis*

1.- Se hace un Rico Jugo Grande de Zanahoria, Piña y Manzana que sea preferentemente a Partes Iguales y al final se le agrega a ESTE vaso el Jugo de 2 hojas de Col.

A.- Se lo toma ANTES del desayuno.

B.- Eliminar por Completo las carnes Rojas y comer Una Dieta Rica en Verduras y carne de Pollo SIN Pellejo.

"Tip" 23.- *Estomago Flojo* (1)

1.- Se pone a hervir Un litro de Agua y cuando Ya Esta Hirviendo se le agrega Un Buen Puño de Flores de Guayacán y se deja hervir por otros 3 minutos.

2.- Se deja Reposar por Media hora.

A.- Se Toma Tibio SIN endulzar unas 5 o 6 veces durante el día.

"Tip" 24.- _Estomago Flojo_ (2)

1.- Hervir a Fuego LENTO 50 gramos de Raíz Seca de Achicoria en Un Litro de Agua

2.- Dejar que Se Consuma hasta que quede Medio Litro.

A.- Se pone en Un Frasquito para que sea Más Práctico y se Toma Una Cucharada o Un Traguito cada 2 horas.

B.- Se Toma por SEIS Meses y le ayudara con malestares de Hígado, Almorranas, Ictericia y la Hipocondría, limpia los Riñones, el Bazo y La Vesícula, aumenta el Apetito, a los Tísicos, Asmáticos y a los que Sufren de Catarros Crónicos encuentran en ESTA Agua un Gran Alivio. Si Tiene

Flema en el Estomago Tómese Una Copita ANTES de cada Comida.

C.- Para evitar los Esputos con Sangre, se Toman 3 Cucharadas o 3 Traguitos diarias Del Jugo de La Raíz de Achicoria.

D.- Para la Buena Digestión Una Ensalada de hojas y Raíces Hervidas de Achicoria con un poco de Aceite de Oliva, Sal y Limón.

E.- Las Hojas de Achicoria hervidas en Vinagre de manzana Calman La Diarrea tomando Una Cucharadita Calientita cada 2 horas.

F.- Durante el Verano Tomar Una Cucharada o Un traguito durante 4 o 5 Semanas Limpia la Sangre y Fortalece Los Órganos.

G.- Para hacer Lavados en Ojos Inflamados, se ponen a Hervir Flores de Achicoria y cuando el Agua este fría y Muy BIEN Colada se hacen lavados diariamente por las Mañanas.

H.- Es Recomendable para las Personas Débiles y Sin Apetito que Coman la Achicoria en forma de Ensalada.

"Tip" 25.-   _Estómago Flojo_ (3)

1.-   Se Prepara Un cocimiento en Medio Litro de Agua con 25 gramos de Hojas y Flores de Gordolobo.

A.- Se toma Una Taza ANTES de los Alimentos.

B.- Como un dato Adicional les diremos que las hojas las pueden emplear en Cataplasmas emolientes que Curan las llagas y heridas en la Piel.

"Tip" 26.-   _Estreñimiento_

1.- Se Prepara Un licuado con 2 vasos de Jugo de Naranja,10 Ramas de Alfalfa Bien lavadas y desinfectadas, Una Rebajada de Piña Sin cascara y Sin Centro

A.- Se toma en la Mañana con 2 Cucharadas de Miel de Abeja.

"Tip" 27.- *Fortalecer el Cabello*

1.- Se Machacan bien media taza de Hojas de Berros con la mitad de un Jitomate.

2.- Se Cuela y se le pone Una cucharada se Aceite de Oliva.

A.- Se pone en el Cuero Cabelludo de manera que se dé un ligero masaje durante 7 minutos.

B.- Se Cepilla Suavemente el cabello.

C.- Se cubre la cabeza y cabello con una gorra o bolsa de plástico dejándolo Reposar por 45 minutos.

D.- Se Mesclan 2 Yemas de Huevo con 2 cucharadas de su champú y se lava el pelo suavemente dándose masaje en el cuero cabelludo.

E.- No se enjuaga hasta Después de Haberse bañado completa y si Es posible Tárdese lo mas que pueda Antes de enjuagarse el cabello.

F.- Esto lo puede hacer durante Un Mes cada Vez que se bañe o al menos Una Vez por semana.

"Tip" 28.- *Fortalecer el Corazón*

1.- Se hace un Té para Un Litro de Agua, con 5 gramos de cada una de 4 Plantitas que son: Valeriana, Flor de Manita, Yoloxóchitl y Magnolia

2.- Se deja Hervir por 4 minutos

3.- Se Cuela y NO se endulza

A.- Se toma Tibiecito Un vaso Media Hora ANTES de cada Comida.

"Tip" 29.- *Forúnculos*

1.-   Asar perfectamente de preferencia en Carbón Vegetal Unas Cebollas.

A.-   y ASI Calientes Se Machacan y aplican a manera de Cataplasma sobre el Forúnculo o Absceso.

B.-   Si Tiene Tiempo para Conseguirla y PUEDE: Alterne la Cataplasma de Cebolla con Una Cataplasma de Hojas de Higuerilla que la consigue en el Mercado de Hierbas y que ES una planta que crece en lugares semitropicales.

"Tip" 30.- *Fumador* (1)

1.-   A unas Astillas de Ocote del que Tenga Mas Goma o Brea, las hace pedacitos Pequeñitos hasta que tenga una cantidad parecida a la que Tienen

TRES Cigarrillos de los que Fume la persona que Quiere Dejar de Fumar.

2.-   Vacíe NUEVE cigarrillos y Ese tabaco Revuélvalo con los pedacitos Pequeñitos de Ocote.

3.-   Rellene con Mucho Cuidado Los 9 Cigarros.
A.-   Que se Fume UNO diario en Ayunas Durante 9 días.

"Tip" 31.- *Fumador* (2)

1.-   Primero DEJAR de Fumar y luego como DEJO de Fumar si era Muy Fumador pues le va a "Dar Tos" como parte de la Desintoxicación de Sus Pulmones y para que SEA menos Molesto ESTE Proceso.   Se exprimen Hojas de Fárfara.

2.-   Así Recién exprimidas se toma 3 cucharaditas Junto con Una Taza de Jugo de Carne o Leche Calientita.

"Tip" 32.- *Fumador* (3)

1.- Se pone en una taza Una Cucharada Sopera de Ortiga Menor.

2.- Se le agrega Agua Hirviendo.

3.- Se deja Reposar Un minuto y se Filtra.

A.- Se toma a Sorbitos 4 Tazas diarias.

"Tip" 33.- *GRIPAS*

1.- Se Prepara Un Licuado con Jugo de naranja y 3 Guayabas.

2.- Se licúa bien y se endulza con Miel de Abeja.

A.- Se toma en las mañanas en ayunas.

"Tip" 34.- *Hígado*

1.-   Se pone a hervir en un litro de Agua 12 hojas de Alcachofa, una cucharada de hojas de Boldo, una cucharada de Diente de León y Una Cucharada de Cola de Caballo.

2.-   Se deja hervir por 5 minutos

2.-   Se deja Reposar por 20 minutos

3.-   Se Cuela bien PERO no se endulza.

A.-   Se Toma como "Agua de Uso"

"Tip" 35.-   *Hormonas naturales*

1.-   Se ponen a Remojar en la Noche en un Vaso con Agua 2 cucharadas de Semillas de linaza.

2.-   A la mañana siguiente se vacía esto en el Vaso de la licuadora y se le agregan 3 cucharadas de Leche de Soya en polvo, Un Xoconostle SIN pelar y partidito, Un pedazo de 10 centímetros de sábila y Un Nopal Mediano pero que todavía esté medio Tiernito.

3.- Se licua muy bien y se cuela.

A.- Se le agrega el Jugo de 3 Naranjas Grandes y se toma Un Buen Vaso el Lunes y otro el Viernes.

B.- Implemente en sus comidas la Berenjena, aguacates, nopales Crudos, germen de Trigo, queso, tofu y los germinados de soya.

"Tip" 36.- *Impotencia Sexual*

1.- En el Vaso de la Licuadora se le pone Medio Litro de Jugo de Betabel, 150 gramos de Brócoli, 150 gramos de Soya Fresca (o Germen de Soya), 3 Huevos CON TODO y Cascarón, moler la

Cascara del Huevo, le va a Costar "Un huevo" pero todo SEA por recuperar ESA Potencia Sexual.

2.-   Se Licua Todo y Se Endulza con Miel de Colmena.

A.-   Se lo Toma Todo en Ayunas DURANTE 10 días seguidos.

B.-   Descansa otros 10 Días y Vuelve a Tomarlo por otros 10 días y ASI hasta que quiera usted dejar de Tomarlo (y Se me hace que le Va a Gustar y se lo va a Seguir Tomando).

C.-   Una Buena Alimentación y Ejercicio (Además de Bailar y Tener Sexo Responsable y SEGURO no le cae mal).

"Tip" 37.-   *Infecciones del Cuero Cabelludo*

1.-   Hervir por 3 minutos en Medio Litro de Agua 100 gramos de Cáscaras de Papa

2.-   Se deja enfriar y se le Agregan 10 Gotas de Yodo, el Jugo de 2 Limones Grandes y 5 Gotas de Aceite de Ricino.

3.-   Se deja Reposar por TRES horas.

4.-   Se Cuela y se Deposita en Una Botella bien Tapada.

A.-   Se Baña normalmente y ya DESPUES del Champú, se lo Aplica Directamente al Cuero Cabelludo DANDOSE Masaje y Queriéndose Durante 7 minutos.

"Tip" 38.-   Inflamación Intestinal

1.-   10 gramos de Sábila CON la Cascarita o pellejito.

2.-   1 Vaso de Jugo de naranja.

A.- Licuarlo y Tomarlo en Ayunas TRES veces al día Antes de cada Comida.

"Tip" 39.- *Kilitos de Mas* (1)

1.- Para ESTO Usaremos "el Marrubio Blanco" para hacer Un Té con 10 gramos de Marrubio Blanco para Un Litro de Agua.

A.- Se Toma Una Tasa Antes de cada Alimento, TRES veces al día.

B.- Llevar una Dieta Balanceada

C.- Hacer Un Chorro de Ejercicio o PUEDE Bailar en lugar de Ponerse a hacer Tanto Ejercicio.

"Tip" 40.- _**Kilitos de Mas**_ **(2)**

1.- En 3 litros de Agua se ponen 250 gramos de Tejocotes y La Cáscara Completa de Una Toronja Grande.

2.- Se deja Hervir por 5 minutos.

A.- Una vez frio se Toma diariamente durante Un Mes como "Agua de Uso"

B.- Usando el sentido Común, deje de comer Grasas, Harinas, Azúcares y para que "No todo sea Sacrificio", haga Ejercicio por ejemplo: Bailar y Tener Sexo (Responsable y SEGURO) son Muy Buenos Ejercicios.

C.- Y ASI de fácil, _**cada Mes**_ Bajará TRES kilos MAS de SEIS libras sin tanto Sacrificio.

"Tip" 41.- *Laceraciones Estomacales*

1.- Se deja que hierva Un Litro de Agua.

2.- Ya cuando esta Hirviendo se le agregan 40 gramos de Copalkin y se deja que hierva por 3 minutos más.

A.- Se Toma Un Vaso ANTES de cada Alimento por 15 o 20 días.

"Tip" 42.- *Lastimaduras en la Boca*

1.- 20 gramos de hojas de TRUENO hervidas en Un litro de agua.

A.- Con esta infusión, hacer Buches y Enjuagues ANTES y DESPUES de los alimentos.

"Tip" 43.- *Lavado de Ojos*

1.- Primeramente a Una Papa Grande Muy Bien Lavada, se le cortan las 2 Puntas.

2.- En uno de los lados se va a sentar en Un Plato y por el otro le va a "Sacar" o Vaciar toda la Papa dejando SOLO las paredes NO demasiado Delgadas para que No se Rompa.

3.- El Hueco se Rellena con Miel Pura de Abeja

4.- Con una Gasita Esterilizada comprada en la Farmacia la Cubre y la deja Serenar Toda la Noche.

A.- En la Mañana se lavan los Ojos con Un Té LIGERO de Manzanilla y Muy Bien Colado.

B.- Se Aplican 3 o 4 Gotas de la Miel que está Dentro de la Papa y se Ponen en los Ojos Moviéndolos y Parpadeando.

C.- Esto Arde pero ES muy bueno

D.- Se hace Un día "Si" y el otro "No" PERO si lo Ve Muy Impresionante. Mejor se Compra en la Farmacia Unas Gotitas para los Ojos.

"Tip" 44.- *Males Asmáticos*

1.- Se ponen a hervir 2 Litros de Agua y cuando ya estén en Completa Ebullición se le Agregan Bien Despedazados en 8 o 10 Partes. 2 Frutas de Cuatecomate o Guaje Cirial cuando estén de Color Verde por ser ASI mas Fácil Partirlo, se le Agregan 5 gramos de Copal y 10 gramos de Pedacitos de Madera de Ocote y se Mantiene hirviendo a Fuego ALTO hasta que el agua se Consuma a la Mitad.

2.- Así Caliente Se Cuela y YA colado se le ponen 200 gramos de Miel Virgen de Abeja.

A.- Se toma Una Cucharada cada 3 horas. Si fuera un Menor Una Cucharadita Pequeña en Vez de cucharada Grande.

"Tip" 45.- <u>Males Propios de Hombre</u> (1)

1.- Empecemos con la Próstata.   Ponemos 50 gramos de Pulpa de Sábila

2.- Jugo de 2 Limones.

3.- 50 gramos de Miel Pura de Abeja

4.- 250 Mililitros de Tequila

5.- 50 gramos de Brócoli

A.- Licuar to2 los Ingredientes

B.- Colocarlos en Un recipiente en Refrigeración.

C.- Tomar En Ayunas Diariamente 2 cucharaditas Soperas.

"Tip" 46.- ***Males Propios de Hombre*** **(2)**
Cómo CUIDAR la PROSTATA

1.- Asistir a Revisiones Medicas Periódicas.

A.- No estar Sentado por Mas de 2 horas Seguidas.

B.- No Aguantarse por mucho tiempo las Ganas de Orinar.

C.- No comer Alimentos demasiado Irritantes.

D.- Tomar Mucha Agua, Jugos y Licuados.

E.- Caminar al menos 5 Veces por Semana a paso Rápido entre 45 y 60 minutos.

"Tip" 47.- *Males Propios de Hombre* (3)
Colesterol y Acido Úrico.

1.- Se Compra Un Galón de Buen Tequila.

2.- Le SACA 3 Litros en 3 Botellas de a Litro.

3.- El Galón que ya SOLO tiene Un poquito menos de un litro, lo Rellena con Dientes de Ajo Pelados y con tres o cuatro Picotazos con Un Tenedor para que Le Penetre y Salgan líquidos.

4.- Lo deja en Maceración en lugar Fresco y Sin Luz por 15 días.

5.- Saca el liquido en Otra Botella.

A.- Se Toma Diariamente UNA copita DESPUES del Desayuno.

B.- Vuelve a ponerle al Galón que ya SOLO tiene Los Ajos Otro Litro de Tequila del que Tiene apartado para que Se Vaya Macerando en lugar Fresco y sin Luz por Otros 15 días en lo que usa el que se está tomando y ASI repite la acción 4 veces, hasta que se termine todo el galón de Tequila que Compró.

"Tip" 48.- *Males Propios de la Mujer* **(1)**
(Afección Vaginal)

1.- Se pone a hervir Un litro de Agua.

2.- En Otro Recipiente donde vaya a caber ESE litro de agua, se ponen 15 gramos de Hojas Frescas de Arrayán y Se les Vierte el Litro de Agua Hirviendo.

3.- Se deja enfriar

A.- Y se pone en forma de Lavado o Irrigaciones Vaginales se aplica el tiempo que sea necesario.

"Tip" 49.- *Males Propios de la Mujer* (2)
(Regula el Flujo menstrual)

1.-   Se hace Un Cocimiento en Un litro de Agua con 20 gramos de Ajenjo.

2.-   Es importante que al menos mientras lo esté tomando Tenga Una BUENA y Balanceada Alimentación.

A.-   Se Cuela y se Toma Un Vaso 3 Veces al día.

"Tip" 50.- *Males Propios de la Mujer* (3)

Para Miomas Uterinos o en la Matriz tan comunes en las mujeres en sus años fértiles, la Sábila ES una planta con muchas propiedades y se usa para diferentes situaciones y aplicaciones, las que se van a diferenciar por la dosificación y aplicación.

Para este caso en particular y para aprovechar al máximo estas propiedades curativas vamos a utilizar las siguientes cantidades en nuestro preparativo,

1.- 150 gramos de Pulpa de Sábila;

2.- Jugo de 3 Limones.

3.- 150 gramos de Miel Pura de Abeja.

4.- Un Litro de Tequila.

A.- Licuar to2 los Ingredientes

B.- Colocarlos en Un Recipiente y Ponerlos en Refrigeración.

C.- Tomar DOS solo DOS Cucharadas Soperas en Ayunas to2 los días.

D.- Con esto evitara Hemorragia, dolor e Inflamación.

"Tip" 51.- _Malestares Estomacales_ **(1)** (4 Tips)

1.-   En caso de gastritis: (1/4).-   Una Cucharada de Semillas de Cilantro.

A.-   Se Mastican en Ayunas.

1.-   (2/4).-   SE Tuestan a Fuego lento Semillas de Cilantro.

A.-   Se Mastican para Dejar un Aliento Fresco y natural en la Boca al mismo Tiempo que Mejora su Gastritis.

1.-   (3/4).-   Con Un litro de Agua hirviendo se hace un Té de Genciana, para lo que se pueden emplear 10 gramos Toda la Planta, la Pura Raíz o Solo las Hojas, como usted quiera.

2.-   Una vez Frio, se Cuela

A.-   Se toma como Agua de Uso.

1.-   (4/4).-   En Un litro de Agua hirviendo se ponen 10 gramos de Ruda y se deja que hierva 3 minutos más.

2.-   Una vez Frio se Cuela y se Guarda.

A.- Cuando Sienta las Molestias, se Toma Un Vaso Grandecito SIN endulzar y Calientito.

"Tip" 52.- *Malestares Estomacales* (2)

1.- Si Sigue con Gastritis: Prepararse Un Licuado en Medio Litro de Leche con La Pulpa de Una Penca de Sábila de más o menos unos 10 Centímetros, Una Rama de Hierbabuena se endulza con Un Poco de Miel de Abeja.

A.- Se lo toma ANTES del desayuno por 3 semanas.

B.- Durante esas mismas 3 semanas toma Agua de Papaya como "Agua de Uso"

C.- Suspende por Una Semana y Vuelve a Empezar hasta que se sienta Bien.

"Tip" 53.- *__Malestares Estomacales__* **(3)** *Para Fortalecer el Estómago*

1.-   Cortar Un pedazo Pequeño de Pulpa de Sábila

2.-   Colocarlo en Un Vaso de Agua Helada

A.-   Endulzarlo con Miel de Abeja

B.-   Se Licua y se Toma en Ayunas durante 20 Días.

"Tip" 54.- *__Malestares Estomacales__* **(4)**

1.-   Para Molestias Acido Pépticas: Se prepara un Cocimiento de 5 gramos de Hojas de Tronadora.

A.-   Se Toma Un Vaso cuando usted lo prefiera ya sea Antes o Después de cada comida.

"Tip" 55.- *Malestares Estomacales* **(5)** (4 Tips)

1.- Le sugerimos que aunque ahorita estén Bien, tome en cuenta estas recomendaciones y las aplique cuando pueda ADEMAS de la recomendación del Tip 53.- ESTA aguaita que No sabe tan mal y le fortalecerá el estomago a Usted y su Familia: (1/4).- Se hace un Té poniendo para Un litro de Agua 100 gramos de Corteza de Cuachalalate.

A.- Se Cuela Bien y se Toma como Agua de Uso EMPEZANDO desde Antes del Desayuno.

1.- (2/4).- Se le pone en una Taza Una Cucharada Sopera de Ortiga Menor, se le Agrega Agua hirviendo.

2.- Se deja Reposar por 5 minutos y se Filtra

A.- Se Toma en Pequeños Sorbos.

B.- Se toman 4 Tazas en "Sorbitos" durante el día, durante Un Mes

1.- (3/4).- Se prepara Un Vaso de Jugo de Col

A.- Se lo toma en Ayunas y desayuna una Ensalada de Col, aderezada con Aceite de Olivo y Jugo de Limón.

B.- Esto durante Un Mes PERO si tiene Dolores ADEMAS de lo anterior, se puede poner Unas Cataplasmas con 6 Hojas de Col, quitándoles la parte dura de en medio, las Aplana con Una Botella, se las Pone donde Siente "El Dolor" cubriéndoselas con una Franela o si tiene una tela de Lana.

1.- (4/4).- Se hace Un Cocimiento de 50 gramos de Corteza de Cuachalalate por cada Litro de Agua.

A.- Se Toma Un Vaso que puede SER Antes o después de cada comida.

"Tip" 56.- *Malestares Reumáticos*

1.- Muele un Manojo de "Ortiga" y lo pone a Macerar en Alcohol de caña por 8 días.

A.- Se frota con este liquido en las partes con dolor reumático.

"Tip" 57.- *MAREOS*

1.- Medio Vaso de Jugo de Naranja, licúelo con Una cucharada Sopera de Levadura de Cerveza, 2 cucharadas Soperas de Miel de Abeja y Una cucharada Sopera de Polen.

A.- Tómelo 3 Veces al día.

B.- Endulzar su Café o Té con Miel de Abeja o Tomar 3 Cucharadas de Miel de Abeja Antes o Después de los alimentos.

"Tip" 58.- *MENTE ACTIVA*

1.- Realizar actividades Recreativas Dentro y Fuera de la Casa.

2.- Hacer comentarios de lo que ha Oído, leído, Visto en la Tv, y TODO lo que quiera Platicar.

3.- No se quede MAS de una hora sentado, aislado o sin movimientos físicos.

4.- Realizar actividades que le gusten como Archivar Documentos, Hacer Cuentas, Pintar, Ver fotografías y Comentarlas con alguien o lo que sea que le interese hacer.

5.- Tomar una cucharadita de Polen de Abeja disuelto en un poco de agua Antes o después de cada Comida.

6.- Acostumbrar la Jalea Real ya sea en Cápsulas o una cucharadita.

7.- Endulzar su Café o lo que Tome con Miel de Abeja.

8.- Seguir lo que Su Conciencia Les Dicte y a Ser Positivos y Felices.

"Tip" 59.- *Molestias Estomacales* (Otros 3)

(1/3).- Insistimos MUCHO en el Cuidado del Estomago pues de ahí depende en gran parte nuestra salud, longevidad y Calidad de Vida, así que ahí le van estos otros 3 consejos que usando su criterio podrá usar y dárselos a su Familia cuando pueda o crea que se requiera: Se hierve en un litro de agua una cucharada de Corteza de Cuachalalate, una cucharada de Cancerina, una cucharadita de Flor de Árnica y una Cucharadita de polvo o Semillas de Fenogreco.

2.- Se deja Hervir por 3 o 4 minutos.

3.- Se deja Reposar por 20 minutos

4.- Se cuela

A.- Se toma como agua de Uso.

"Tip" 60.-   _Molestias Estomacales_ (2/3)

1.- En la actualidad muchas cosas nos pueden causar "Estrés" que a veces hasta parece "Es4" y para que nuestro estomaguito "Aguante" mejor "Esta Modernidad" es bueno que a una Papaya madura y Rica, la parta en Rebanaditas y le ponga Miel de Abeja.

2.- Poner a hervir por 3 minutos en medio litro de Agua 2 cucharadas Soperas de las Semillas de la Papaya.

A.- Comerse la Papaya con Miel en Ayunas.

B.- Tomarse el agua que hirvió como "Agua de Uso".

C.- Aquí viene lo "Difícil", dejar de Ingerir alimentos Irritantes, Alcohol y Tabaco.

"Tip" 61.- *__Molestias Estomacales__* **(3/3)**

1.- También en "Canijo Estrés" a veces provoca una Colitis Nerviosa y para ESO es bueno, poner a hervir por 5 minutos en Medio Litro de Agua: TRES Limones ENTEROS (Sin Partir).

A.- Esta Agua se la toma en La Noche

B.- Durante el día Asará DOS Naranjas Grandes, solo las Pela y se Come Completas.

C.- Esto durante 20 días

D.- No debe Comer carnes Rojas, de Puerco ni Picante.

"Tip" 62.- *Molestias Vaginales*

1.-   A veces sale un molesto flujo Blanco, Rojo o Amarillo, para ESO hierva en 2 litros de Agua 200 gramos de Brócoli, 50 gramos de Árnica y 50 gramos de Cola de Caballo durante 5 minutos.

A.-   Tomarlo como "Agua de Uso" durante 45 días en lo que está yendo al médico.

B.-   Hacerse lavados Vaginales con Un Te de Árnica.

C.-   Mucha Higiene y Usar Pantaletas de Algodón.

D.-   Estas Infecciones SON Muy Contagiosas, así que "No tener Relaciones Sexuales" mientras no se haya curado y ESTAR Segura de lo que Tiene para lo que Es Necesario IR a Ver al Ginecólogo o al Médico Familiar para que determine por medio del laboratorio cual su problema.

"Tip" 63.-   *NAUSEAS*

1.- Se exprime el Jugo de 3 Limones.

A.- Se pone en Medio Vaso de Agua y se los toma 3 veces al día, Antes de los alimentos.

"Tip" 64.-   *No puede Dormir*

Nota.-   Se sugiere tomar cada semana uno de estos CINCO Tés para ver cual le asienta Mejor:

1.-   Usaremos para Estos Tés de "Flores de Azar" o "Hojas de naranjo" o "Tila" o "Valeriana" o "Toronjil".

A.-   Con Cualquiera de ellas hace Un Té o bien pone a volar su Imaginación y hace combinaciones entre ellas, o bien toma de una sola para ver cual ES más eficiente en su caso.

"Tip" 65.- _Orina Espumosa_

1.-   50 gramos de HOJAS de Pingüica, que SEAN hojas NO Pingüicas, hervidas en Un Litro de Agua.

A.-   Se toma Un Vaso de esta infusión Tres Veces al Día Media hora ANTES de los alimentos.

"Tip" 66.- _Otro Contra la OBESIDAD_

1.- Para Preparar Diferentes Tés, para que tenga variedad y los combine en diferentes días: En Un litro de agua se pone a hervir por 5 minutos una cucharada Sopera de Tlanchalagua o Raíz de Cocolmeca o Raíz de Lima o Cascara de Toronja.

2.- Lo deja Reposar por 20 minutos y lo Cuela.

A.- Con este Té SIN endulzar, se toma Una Capsula de Lecitina de Soya Antes de cada Comida.

B.- Come MENOS, hace ejerció diariamente y cuida Su alimentación SIN harinas, grasas, sales ni azúcares.

"Tip" 67.-   *Otros 3 para Diabetes*

1/3.- 1.- A un Litro de Agua se le ponen SOLO 2 gramos de Raíz de Matarique.

A.- Se toma como "Agua de Uso"

B.- Respete y Siga Su Tratamiento Médico para Diabético(a)

2/3.- 1.- Se Pelan 3 Dientes de Ajo Japonés, se le quita la cascarita a un Pedazo de Sábila como del tamaño de la Palma de Su Mano, Se limpia Medio Nopal, preparan el Jugo de 3 Limones Grandes y Maduros.

2.- SE le Agrega Una Taza de Agua y se licua todo esto.

3.- Se puede Endulzar UN POCO con Miel Virgen de Abeja.

A.- Se lo toma Diariamente en Ayunas y SIN Colar.

B.- Respete y Siga Su Tratamiento Médico para Diabético(a)

1.- Hierva por TRES minutos en Un litro de Agua 2 Nopalitos, Una Calabacita Tierna y La Cascara de 10 Tomates Verdes.

2.- Se deja Serenar Toda la Noche.

A.- Se lo toma como "Agua de Uso"

B.- Tómelo Durante TRES Meses

C.- Respete y Siga Su Tratamiento Médico para Diabético(a)

D.- Incluya lo más posible el consumo de Nopalitos en todas sus formas de preparación, por ejemplo puede Asar a fuego Lento en Un Comal un Nopal de Regular Tamaño y ya que Este BIEN Asado, se Abre por en medio para Sacar DOS Filetes y se les pone Miel Virgen de Abeja, se Deja Serenar cubriéndolos de manera tal que no le Caigan Mosquitos, etc., durante toda La Noche y en La mañana se lo come En Ayunas, esto lo puede hacer Todo el Mes y luego Descansa Una Semana y si Su Cónyuge "Lo Aguanta" y quiere Mas Repite el Tratamiento. También Pueden Preparar DOS y comerse Uno Cada Quien a ver que pasa con los dos Sanotes y Ganosotes.

"Tip" 68.-   *Otro para la "TOS"* (1)

1.- Un Te de Orégano

A.-   Bueno para Atacar la Tos pues es: anti parasito, anti-hongo, antiviral, antibacterial.

"Tip" 69.-   *Otro para la "Tos"* (2)

1.-   En Un Litro de Agua hirviendo se pone Un Puño Grande de Hojas de Buganvilia Morada y se deja hervir por Un minuto más.

2.-   Se deja Reposar hasta que Se Enfríe y se Cuela.

A.- Se endulza Un Poco con Miel de Abeja y se toma Un Vaso ANTES de cada Alimento.

"Tip" 70.- *Otro para la COLITIS*

1.- En Un litro de Agua Hirviendo ponemos 25 gramos de Llánten y lo dejamos hervir 3 minutos más.

2.- Lo colamos cuando este Tibio.

A.- Tomamos SEIS Vasos de Buen Tamaño al día, empezando desde la mañana Antes del desayuno.

Si quiere para Mas eficiencia, puede Prepararse también para unas Lavativas con 200 gramos por cada Litro y Medio de la misma Llánten.

A.- Lo aplica con Sonda Rectal estando Tibio

B.- Ya sea que se aplique las lavativas o No, debe de comer una dieta apropiada, rica en Vegetales y Frutas, principalmente Manzanas y cítricos, Cereales, evitar las Bebidas Alcohólicas, el Tabaco y todo lo demás que por sentido común, lo que han leído y consejos que les han dado saben que SON malas para la salud.

"Tip" 71.-   *Otros 3 para Diabetes*

1/3.- 1.- A un Litro de Agua se le ponen SOLO 2 gramos de Raíz de Matarique.

A.- Se toma como "Agua de Uso"

B.- Respete y Siga Su Dieta para Diabético(a)

2/3.- 1.- Se Pelan 3 Dientes de Ajo Japonés, se le quita la cascarita a un Pedazo de Sábila como del tamaño de la Palma de Su Mano, Se limpia Medio Nopal, preparan el Jugo de 3 Limones Grandes y Maduros.

2.- SE le Agrega Una Taza de Agua y se licua todo esto.

3.- Se puede Endulzar UN POCO con Mel Virgen de Abeja.

A.- Se lo toma Diariamente en Ayunas y SIN Colar.

B.- Respete y Siga Su Dieta para Diabético(a)

3/3.- 1.- Hierva por TRES minutos en Un litro de Agua 2 Nopalitos, Una Calabacita Tierna y La Cascara de 10 Tomates Verdes.

2.- Se deja Serenar Toda la Noche.

A.- Se lo toma como "Agua de Uso"

B.- Tómelo Durante TRES Meses

C.- Respete y Siga Su Dieta para Diabético(a)

D.- Incluya lo más posible el consumo de Nopalitos en todas sus formas de preparación, por ejemplo puede Asar a fuego Lento en Un Comal un Nopal de Regular Tamaño y ya que Este BIEN Asado, se Abre por en medio para Sacar DOS Filetes y se les pone Miel Virgen de Abeja, se Deja Serenar Toda La Noche y en La mañana se lo come En Ayunas, esto lo puede hacer Todo el Mes y luego Descansa Una Semana y si Su Cónyuge "Lo Aguanta" y quiere Mas Repite el Tratamiento. También Pueden Preparar DOS y comerse Uno Cada Quien a ver que pasa con los dos Sanotes y Ganosotes.

"Tip" 72.- *Pancita Infantil Malita*

Vamos a necesitar

1.- Un litro de agua.

2.- 10 Gramos de Manzanilla.

3.- Una rajita grande de Canela.

4.- 5 hojas de Guayaba o una Guayaba completa picada en trocitos.

A.- Hervir to2 los ingredientes durante 10 minutos.

B.- Endulzar al gusto con azúcar natural de caña .

C.- Para niños Menores de 2 años, darle 6 cucharaditas soperas.

D.- En Niños mayores de 2 años darles Un Cuarto de Litro.

"Tip" 73.- *__Para "La Cruda" de la Borrachera__*

1.- Tome 2 Puños de Semillas de Papaya

A.- Chúpelos hasta Quitarles Toda la Carnita.

"Tip" 74.-   *Para Cansancio de Riñones*

1.-   Mezclamos Medio vaso de Jugo de Apio y otro Medio Vaso de jugo de Piña Natural.

A.-   Se toma Diariamente por 10 días en Ayunas.

B.-   Ponemos a Macerar No a hervir por 36 horas Agua de Jamaica (cargadito) Sin Azúcar Ni Miel.

C.-   Y tomamos esa Agua como Agua de uso.

"Tip" 75.-   *Para Cuidar los Riñones* (1)

1.-   Este ES bueno para Hombres y Mujeres, le quita el Rabo a Un Cuarto de Kilo de Fresas, Se

Lavan MUY Bien y se ponen por 15 minutos en una solución con el desinfectante que usted use, se cortan en pedacitos Regulares 4 Rebanadas de Piña.

2.- Licue todo esto Muy Bien con Agua Hervida o Purificada.

3.- Guárdelo en el Refrigerador.

A.- Tome Un Vaso ANTES de cada Alimento y cada Vez que "Le dé la Gana".

"Tip" 76.- *Para Cuidar los Riñones* (2)

1.- Hacerse Un Licuado con Un litro de Agua al que se le agregaran Un BUEN Puño de Hojas de Alfalfa, 2 limones SIN las Semillas, Una cucharada de Pingüica, Una Guayaba Grande y se endulza con poca Miel de Abeja.

A.- Se toma como "Agua de Uso" durante 3 semanas o Un mes.

"Tip" 77.-   *Para la Tos*

1.- En Tres Cuartos de Litro de Leche, se Hierve Un Buen Manojo de Gordolobo.

A.- Para la Tos, se Endulza al Gusto con Miel de Abeja

B.- Se Toma Calientito (hasta donde Aguante) en La Mañana y Antes de Acostarse.

"Tip" 78.-   *Para limpiar el HIGADO*

1.- Un Te de Diente de León

A.- Tomarlo como Agua de Uso para limpiar el hígado.

"Tip" 79.- *Para limpiar los Riñones*

1.- Un Te de Hojas de Diente de Leon.

A.- Es bueno para Limpiar el Higado, tomelo cada vez que quiera.

"Tip" 80.- *Para Reforzar el sistema Nervioso*
Recomendado *para Antes y Después de Visitar a La Suegra.*

1.- 5 gramos de RAIZ de Tepozán.

2.- Se hace Un Cocimiento en DOS tazas de agua

A.- Se toman DOS Cucharaditas ANTES de cada Comida y Otras DOS cucharaditas o Un Traguito ANTES de entrar a Ver a Su Suegra y Otras DOS cucharaditas o Un Traguito DESPUES de haber sobrevivido a ESA Visita.

"Tip" 81.- *Para Reforzar el Sueño*

1.-   70 gramos de hojas de Naranjo en Un litro de Agua Bien Hervidos y dejándolas reposar.

2.-   Preparar en Un Recipiente aparte Jugo de Lechuga.

A.-   al Acostarse Su vaso de Té de hojas de Naranjo y DOS Cucharaditas del Jugo de Lechuga. TRES Cucharaditas si Su Esposo o Esposa RONCA, porque tambíen "Las Hay que Roncan" (La Mía NO)

"Tip" 82.-   *Para Tonificar El Estómago*

1.-   Se pone a hervir Un litro de Agua por 5 minutos

2.- En Otro Recipiente donde "Quepa" el Litro de Agua Se ponen 10 gramos de Hojas de Arrayán Bien lavadas.

3.- Se les Vierte Lentamente el litro de Agua Hirviendo.

A.- Se toma Tibio Antes o Después de los Alimentos endulzándolo Un Poco con Miel de Abeja.

"Tip" 83.- *Para Tonificar los Pulmones*

1.- Se Compra 5 Guajes Ciriales, también conocidos como Cuatecomates, los que tienen la apariencia e un coco de agua chico, estando recién cortado Es Verde y conforme va pasando el tiempo se pone de un color Café Amarillento, de cualquier Color, sirve igual pero le van a hacer orificios de por donde colgaban de la Rama, es mas fácil hacerlo cundo Aún está Verde.

2.-- Una vez hecho el Orificio en los CINCO Cuatecomates, SIN sacarles nada del Interior, con algún pequeño embudo se Rellenan con Un Buen Vino Blanco o Jerez.

3.- Se le hace Un Tapón.

4.- SE deja Reposar a la Sombra por 10 días.

A.- SIN endulzarse, se toma Una Copita en la Mañana y Otra al Acostarse.

"Tip" 84.- *Para una Buena Digestión*

1.- Preparar un Té en medio litro de agua con 6 hojas de Laurel, una cucharada de Orégano, una cucharada de Anís Verde, una cucharada de Manzanilla y 3 ramas de Hierbabuena.

A.- Tomar en la mañana una cucharada de Aceite de Olivo, puede ser DURANTE el desayuno.

B.- Se toma Calientita Una Taza del Te que Preparado DESPUES de la Comida y la Cena.

C.- Puede endulzarlo al gusto con Miel de Abeja.

Nota.- si ES Mujer Embarazada No le ponga el Orégano, póngale en su lugar Albahaca.

"Tip" 85.-   *Piedras en los Riñones*

1.- Hervir en 3 litros de Agua por 10 minutos la Cascara y el Corazón de una Piña Madura y 150 gramos de Cola de Caballo.

A.- Se lo toma como "Agua de Uso" hasta 3 días después de que se sienta Bien.

"Tip" 86.- *__Piedritas en la Vesícula__* (2 Tips)

1.- (1/2).- Se hierven durante 2 minutos en un litro de Agua 10 gramos de Hojas de Boldo y 10 gramos de Chinilla

2.- Se deja Reposar, se Cuela y lo guarda al tiempo o frío como usted prefiera.

A.- Se Toma como Agua de Uso.

B.- Se debe de: Evitar comer cosas grasosas ni Irritantes. No tomar Alcohol y Comer Verduras Preferentemente.

1.- (2/2).- Este ES "Mas Bueno" aunque un poco mas latoso: Al anterior Cocimiento CUANDO este hirviendo Se le Agregan Una Ramita de Ajenjo, Una Hoja de Rábano Negro y Un gramo de Doradilla.

2.- Se deja Reposar y Se Cuela.

A.- Se Toma Un Vaso CALIENTE por las noches ANTES de Dormir SOLO Un día "SI" y el otro "NO" (o sea cada Tercer día).

B.- Puede endulzar Un Poco con Miel de Abeja al Tomarse.

C.- Se debe de: Evitar comer cosas grasosas ni Irritantes. No tomar Alcohol y Comer Verduras Preferentemente.

Nota.- Aunque Este Tomando ESTE puede Tomar como Agua de Uso el Preparado de Boldo y Chinilla anterior.

"Tip" 87.- *Heces Duras* o *Caquita Dura*

1.- Lo que tienen en su interior las Semillas de Uva, la mayoría de las variedades de Uvas (Las que Todavía Tienen Semillas) son recomendables ya que en su interior tienen "La Coenzima Q10" que además de actuar contra los efectos contaminantes de la Piel la mantienen Joven.

A.-   Masticar bien y comerse el interior de las Semillas de Uva, cada vez que Pueda.

"Tip" 88.-   *Prevención de la Diabetes* (1)

1.-   Poner directo en el Vaso de la Licuadora y Licuar Muy Bien: El Jugo de 4 Naranjas, 4 Tallos de Apio, Media Penca de Sábila, Un Nopalito, 5 Ramas de Alfalfa y 5 Ramas de Perejil.

A.-   Se Toma este Licuado Cada TERCER día SIN Colar (por ESO es que lo Licuó Muy Bien).

B.-   Puede endulzarlo Un Poco con Miel de Abeja.

"Tip" 89.- *Prevención de la Diabetes* **(2)**

1.- Se Licuan Muy Bien con Tres Cuartos de Litro de Agua, Un Nopal Mediano y Tierno, un Xoconoxtle Entero con todo y Piel, un Pedazo de Sábila de algunos 8 Centímetros, el Jugo de Un Limón Grande y 3 Hojas de Espinacas.

A.- Se Cuela Muy Bien y se lo Toma en Ayunas alternando Un día "Si" y el otro "No" DURANTE 3 semanas.

"Tip" 90.- *Problemas Hepáticos*

1.- La Cirrosis Hepática puede ser por Varias Causas pero lo Primero es dejar de Beber Alcohol si es que este es su origen, tener una muy Buena

Alimentación, consultar con Su Médico si ES prudente evitar Medicamentos que Contengan Acetaminofén (si ES que los Están Tomando) y Anticonceptivos.

2.- Se pone a Hervir Un litro de Agua y cuando Este Hirviendo se le Agrega Un Buen Puño de Prodigiosa (es Una Planta) y se Deja Hervir por 3 minutos Mas.

A.- Se deja Enfriar y Se Cuela

B.- Le pone Poquita Sal al Momento de Írselo a Tomar.

C.- Se Toma Un Vaso en la mañana ANTES del desayuno.

D.- Esto se hace Durante DIEZ días.

"Tip" 91.- *Problemas de Asma*

1.- Hervir en Medio Litro de Leche 3 Dientes de Ajo, 2 o 3 Pedacitos de Palo de Ocote y 3 cucharadas de Miel Virgen de Abeja.

A.- Se Toma Calientito en Las Noches hasta que se Sienta Curado.

B.- Si Puede y Encuentra Algún Lugar en que Todavía haya Vegetación, es recomendable Caminar.

"Tip" 92.- *Problemas HORMONALES*

1.- Tomarse el Licuado Anterior de Hormonas Naturales e implementar en sus comidas lo recomendado en el punto B.-

2.- Tomarse Además Un Te ligero poniendo a Hervir en Un litro de Agua Una cucharada de cada una de estas 4 hiervas: Sábila, Zarzaparrilla, Romero y Epazote.

3.- Se deja Reposar y se Cuela.

A.- Se Toman 2 Vasos al día durante Una Semana, descansa Una Semana y Se la Vuelve a

Tomar Otra semana y ASI sucesivamente hasta que usted considere Correcto.

B.-   Implementar ADEMAS del Anterior punto B.- Jalea Real, Polen y Amaranto.

"Tip" 93.-   *Problemas Nerviosos*

1.-   7 gramos de hojas Frescas de PASIONARIA, hervidas en Un Cuarto de Litro de agua.

2.-   Al terminar de hervir SE TAPA el recipiente y se deja que este Tibio el liquido.

A.-   Se toma Una Cucharada Sopera TRES Veces al día ANTES de cada Comida

"Tip" 94.- *Purificación de Sangre*

1.- Se pone a hervir Un litro y Medio de agua y cuando está en Completa Ebullición, se le agregan 7 Cascarillas de de "Wereke" y se deja que siga hirviendo por otros 3 minutos.

A.- Se Tomo como "Agua de Uso" durante 10 días.

B.- En el caso de las Ulceras Varicosas, se pueden hacer uno o dos lavados externos en la parte afectada con el cocimiento de esta misma "Wereke" PERO el cocimiento debe de ser de "La Raíz".

"Tip" 95.-   *Reflujo*

1.-   En Medio litro de Agua hirviendo se ponen 5 gramos de Estafiate, 2 Ramas de Hierbabuena y 2 Ramas de Manzanilla.

2,-   Se deja que hierva por 2 minutos y se Quita de la Lumbre.

3.-   Se Cuela cuando este Tibio y se le Agrega Una Pizca de Bicarbonato de Sodio y el Jugo de Medio Limón Grande.

A.-   Se Toma Tibio cuando Sienta "Las Molestias o Agruras".

B.-   Por supuesto ES recomendable NO comer cosas Grasosas o Irritantes Ni Comer nada Ni Tomar Líquidos 2 horas ANTES de Irse a Dormir.

"Tip" 96.- *Reflujo* (2)

1.- Primeramente aclararemos que las causas para este problema pueden ser muchas y además de peligrosas SON muy Molestas, así que para Saber Cual es el Origen de SUS Agruras y Reflujo ES Necesario que Su Médico Diagnostique la causa PERO como Un Auxiliar y como "Un por Mientras" en Medio litro de Agua que YA este hirviendo se ponen 3 Ramitas de Cilantro que estén Muy Bien Lavadas y lo deja hervir por 2 minutos más.

2.- Se retira del fuego y cuando este Tibio se le Agrega el Jugo de 3 Limones Grandes.

A.- Se toma Un Buen Vaso ANTES de Desayunar hasta que desaparezcan Las Molestias.

B.- Por supuesto ES recomendable NO comer cosas Grasosas o Irritantes Ni Comer nada Ni Tomar Líquidos 2 horas ANTES de Irse a Dormir.

"Tip" 97.- *Repelente para Mosquitos*

1.- En Un litro de Agua pone a hervir 2 Puños de Limoncillo.

A.- Donde haya Mosquitos, se Aplica en La Piel SIN que le entre en los Ojos.

"Tip" 98.- *Retraso Menstrual*

1.- 0j0.- Si tiene Anemia NO debe de tomar este Té. Con más de 7 días de retraso de la Menstruación, a Un Litro de agua Hirviendo se le ponen 100 gramos de Cascara de Nuez de castilla,

100 gramos de Perejil FRESCO y 100 gramos de Orégano.

2.- Se deja hervir por 3 minutos mas, lo deja Reposar 20 minutos y lo Cuela.

A.- Se toma Tibio 3 veces al día por 3 días.

B.- Si no se presenta La Menstruación entonces ya NO fue solo Un atraso. Consulte a Su Médico o Tome Otra decisión.

"Tip" 99.- _Sífilis_

1.- Hervir durante 5 minutos en Un litro de Agua 25 gramos de Trocitos de Madera de Guayacán

A.- Tomar 6 o 7 Tacitas durante el día.

"Tip" 100.-   *Taquicardia*

1.-   Se exprime el Jugo de 3 Limones.

A.-   Se pone en Medio Vaso de Agua y se los toma 3 Veces al día. Antes de los alimentos.

"Tip" 101.-   *Tisis y Tuberculosis*

1.-   Se pone a hervir Un litro de Agua y cuando "Ya está hirviendo" se le Agrega Un Buen Puño de de Flores de Guayacán y se deja hervir por otros 3 minutos.

2.-   Se deja Reposar por media hora.

A.-   Se Toma Tibio y SIN endulzar 6 veces durante el día.

"Tip" 102.-   *Tuberculosis*

1.-   Se Pican 250 gramos de Nopales Tiernos en Un traste Muy Limpio y se le Agrega el Jugo de 5 Limones Grandes y Jugosas.

2.-   Se Deja Serenar durante Toda la Noche, tapándolo con Una Gasita para que se le paren los animalitos.

A.-   A la Mañana siguiente se le Agregan 5 cucharadas de Miel Pura de Abeja y se lo come Muy Rico en Ayunas.

B.-   Repite lo mismo HASTA que ESTE Bien.

"Tip" 103.-   *Vejiga*

1.-   Se Raya la Cascara de 3 Rábanos largos, y Machacando los Dientes Pelados de Una Cabeza Grande de Ajo.

2.-   SE mete en Una Botella de a Litro y se Rellena con Alcohol de Caña de 96 grados.

3.-   Se deja en Reposo en lugar Fresco y obscuro por 8 días

A.-   Esto NO es para Ingerirlo, ES para Uso Externo y se Frota con este Liquido en las Zonas con Dolor Artrítico, Reumático, en el Vientre, en el Brazo o en la Zona con Dolor.

"Tip" 104.-   *Vena Abultadas*

1.-   Se prepara un Té con 2 Cabezas Grandes de Ajo, se Pelan to2 los Dientes, se Machacan Bien y se Meten en Un Frasco con Un Vasito de Alcohol de Caña de 96 grados, dejándolo Bien Tapado en un lugar fresco y SIN Luz por DIEZ días.

A.-   Después de los 10 días, se Prepara Otro Té hirviendo en Un litro de Agua Un Manojo Grande de Hojas de "Rábano Largo" y se deja hervir por 3 minutos más.

A.- A Un vaso de Té de Rábano Largo, se le Agregan VEINTE gotas de la Tintura de Ajo que Preparo Anteriormente y que para ahora "Ya Tiene" MAS de 10 días.

B.- Se toma Un Vaso ANTES de cada Alimento.

"Tip" 105.-   *Venas Ensolvadas* (1)

1.- Para mejorar este problema, son buenos el Aceite de Oliva Virgen y el Jugo de Limón.

A.- Se Toma ANTES de la Comida y ANTES de la Cena 2 Cucharaditas Soperas de Aceite de Oliva Virgen y el Jugo de 2 o 3 Limones

B.- Después del Tiempo que Usted Juzgue Conveniente Se Toma en lugar de 2 Cucharaditas

Soperas de Aceite de Oliva Virgen 3 cucharaditas y el Jugo de 3 Limones Grandes o 4 chicos.

Nota.- No debe de exceder de estas 6 cucharaditas de Aceite de Oliva Virgen y el equivalente a 6 limones Grandes al día.

"Tip" 106.- *Venas Ensolvadas* (2)

1.- Licuar Perfectamente en Medio Litro de Agua DOS Hojas de Aguacate Criollo y DOS Hojas de Guayaba.

A.- Se Cuela Bien y se toma Antes de La Comida y La Cena DURANTE el Tiempo que Quiera Ni más Ni Menos.

"Tip" 107.- _Venas Ensolvadas (3)_

1.- Aquí otro Rico Licuado "Contra el Colesterol", se pone Un vaso de Jugo Natural de Naranja, la Mitad de Un Nopal mediano, Media manzana SIN Cascara una o dos cucharaditas de Miel de Abeja y 3 cucharaditas de Avena Cruda y "Se Licúa Perfectamente"

A.- Se Toma Un Vaso por La mañana y otro por la Noche.

"Tip" 108.- Venas Ensolvadas (4)

1.- Prepararse un Té con Medio Litro de Agua hirviendo a la que se le Agregan 2 Pétalos de la Flor del Plátano.

A.- Se debe tomar lo MAS Caliente Posible por 3 semanas.

"Tip" 109.- *Venosidaes*

1.- Prepárese En el Extractor de Jugos: 4 Zanahorias Grandes, 5 Tallos de Apio SIN las Hojas, 3 Ramas de Perejil y Una Rebanada Grande de Piña SIN Cascara

2.- A este Rico Jugo le añade una Tasita de Agua Mineral.

A.- Se lo Toma en Ayunas durante Todo Un Mes

b.- Deja descansar Una Semana y ASI las veces que Quiera o necesite.

"Tip" 110.- *Fortalecer el Cabello*

1.- Se Machacan bien media taza de Hojas de Berros con la mitad de un Jitomate.

2.- Se Cuela y se le pone Una cucharada se Aceite de Olivo.

A.- Se pone en el Cuero Cabelludo de manera que se dé un ligero masaje durante 7 minutos.

B.- Se Cepilla Suavemente el cabello.

C.- Se cubre la cabeza y cabello con una gorra o bolsa de plástico dejándolo Reposar por 45 minutos.

D.- Se Mesclan 2 Yemas de Huevo con 2 cucharadas de su champú y se lava el pelo dándose masaje suavemente en el cuero cabelludo.

E.- No se enjuaga hasta Después de Haberse bañado completamente y si Es posible Tárdese lo más que pueda Antes de enjuagarse el cabello.

F.- Esto lo puede hacer durante Un Mes cada Vez que se bañe o al menos Una Vez por semana.

"Tip" 111.- y Ultimo PERO este esta lárgo.

Y lo dejamos en este número porque SON "3 Palitos" o "3 Números Unos" y se ve Bonito, pero estas serán una serie de recomendaciones basadas en lo que ya vimos y ahí le van:

1.- Acostumbrar por las mañanas Un Jugo con 2 Jitomates y el Jugo de 2 Limones, alternándolo en ocasiones con el Jugo de 2 naranjas.

2.- Coma cada vez que pueda Aguacates, Ensaladas, verduras frutas, avena cruda y Muchos Nopalitos.

3.- A los jugos de Zanahoria agrégueles Una Papa cruda.

4.- Acostumbre el Yogurt Natural, Consígase Unos Bacilos Búlgaros y Téngalos Siempre en Leche y Una Vez por Semana Deles Una Enjuagadita y los pone Otra Vez en la leche, los cuela y se toma ese Real Yogurt endulzado con Miel de Abeja, si puede póngale algo de Polen.

5.- Acostumbren el Ajo y las Cebollas ya sean picadas, molidas, Fritas o semicrudonas y háblele de Perfil a su Pareja para que No salga Huyendo o para Contrarrestar el mal aliento o Halitosis, coma Antes de desayuno Melón Amarillo, acostumbre también prepararse enjuagues bucales con 2 cucharadas de Salvia Roja para Medio litro de Agua, lo deja hervir y después de que Repose unos 20 minutos "Lo Cuela". También puede hacer Otro Enjuague hirviendo el agua de 2 vasos con Unas Ramitas de Perejil y 2 Clavos de Olor ENTEROS Moviéndolos mientras hierve, lo cuela y "Ya Tiene" Otro enjuague. También puede ponerle a Media Tasa de Agua Una cucharada de carbonato. O puede masticar DESPUES de comer Un Clavo de Olor, Canela en Rama o Anís o si quiere quitarse el mal Aliento con Ricos Licuados, ahí le van Unos: 250 gramos de Zanahorias, 125 gramos de Pepinos y 125 gramos de Espinacas, se Bebe Medio Vaso Después de cada Comida. o se prepara Una Infusión con Una cucharada de Yerbabuena para Una taza de Agua, dejándola hervir por 10 minutos y lo toma después de las comidas o a Una Taza de Agua hirviendo le agrega Una Cucharada de Ajenjo, la Tapa y la deja reposar, luego la Cuela y se toma Después de las comidas. O prefiere hacer Unas Gárgaras: Hervir por unos minutos la cantidad de agua que le quepa a un vaso grande de agua con 1/4 de taza de Zumo de Frambuesa, 2 Gotas de Aceite de Menta (Piperita) y 1/4 de Taza de Infusión de Tomillo y hacer Gárgaras Antes de Lavarse la Boca y así nos la podíamos pasar mucho rato y como Último recurso Lavarse la Boca con Una Pasta de Dientes que tenga Menta o clorofila o chupar dulces de Menta.

6.- Acostumbre en lugar de Refrescos como Agua de Uso el Té de Boldo, alternando por temporadas con Agua de jamaica, de limón, de naranja, de Sábila, de piña o lo que quiera pero Refrescos NO y si puede endulce con Miel de Abeja.

7.- Para el Marido licuados de Betabel, Brócoli, Soya, Rabanitos y Guayaba SIN Semillas, dele...... Mucho Licuado y NO se Arrepentirá.

8.- Y para las Maridas o Esposas licuados de Xoconostle, Sábila, Naranja y Nopal...... Mucho Licuado para No Rajarse.

9.- Para la piel Rosada es bueno Mezclar muy bien Un Pedazo de Pulpa de Sábila, Una Yema de Huevo y Una Cucharada de Aceite de olivo.

Ponérsela "en la Parte" rozada y dejarla reposar unos minutillos antes de ir a bañarse.

10.- Pudiéramos seguir dando y dando consejos y Recetas pero lo más seguro es que ustedes conozcan MAS así que si quieren y pueden contáctense por medio del correo electrónico javyjg@yahoo.com para que ustedes me den MAS recetas y hagamos Juntos Una 2da Edición de este libro si es que les gustó y les sirvió de algo.

Ya como Ultimo porque si No No Vamos a Terminar y Nos estamos saliendo de Nuestro lineamiento de que Sean "escritos Cortitos", ahí les van "estos" Últimos Recordatorios y "Tips" para Estar Sanos y bajar de peso:

1.- En 2 litros de Agua 100 gamos de manzana y 100 gramos de cascara de Piña esto hervido y tomarla como Agua de Uso.

2.- Un Nopal Tiernito, Un Pedazo de Apio, un Pedazo de Papaya CON todo y Cáscara, Una rebanada de Píña , Un Pedazo de Pulpa de Sábila y el Jugo de 3 naranjas. Tomárselo Diario en Ayunas.

3.- Un Nopal Tiernito, un pedazo de Piña , Un pepino, el jugo de Un Limón, una Ramita de Perejil y el Jugo de 2 naranjas.

Para Perder Peso no se le Olvide Tomar "Su Buen Licuado Antes de la Comida" y Durante el día 8 OCHO Vasos de agua.

4.- Otro licuado para perder peso es el de pepino y Berros en las Mañanas. etc., etc., etc. No Olviden por favor hacer sus comentarios de cómo le fue o "les está yendo" con este **Chorro de "Tips"** y hacer sus sugerencias de nuevos Tips o Temas para la Segunda Edición u Otro Libro al correo electrónico de la Redacción que es: javyjg@yahoo.com

Despedida y Salu2

Esperamos que este Libro haya sido de su agrado y utilidad pues pusimos to2 los Tips que nos pidieron al correo electrónico y los "Tips" que están o se Ven como muy Repetidones ES porque los pidieron mucho y aquí les dimos distintos y de muchas Formas "para lo Mismo" por lo que pusimos varios "Tips", para que escojan el que mejor les asiente o les guste. Para atender "especialmente" Peticiones y Sugerencias de Temas les damos este Nuevo Correo electrónico holasoyjavy@yahoo.com y trataremos como siempre de complacerlos y si No Conocemos del Tema pues Conseguimos a algún Experto que "Si" Sepa. Salu2.

INDICE

Título La Herbolaria MEXICANA **Historia Corta** y **"Chorro de Tips"**

Para opiniones, preguntas y comentarios:

Sinopsis La herbolaria Mexicana SON otros de los conocimientos y de las muchas aportaciones a "La Humanidad" que la Cultura Azteca ha hecho.

 Colaboradores   Margarita Balderrama editora. Jessica García supervisora de Investigación Biológica y Jazmín Gannon Asesoría técnica e investigación Biológica.

Dedicatoria A to2 los interesados en el bienestar de la humanidad por medio de conocimientos de antaño.

Preámbulo   Recordemos que no obstante a los conocimientos de "La Herbolaria" el promedio de vida del humano no era tan longevo como en la actualidad.

"Tips"

Aquí arrancamos con un **"Chorro de Tips"** (Remedios conocidos como Caseros)

Tip 1 *"ACNE"*

Tip 2 *5 de Gasecitos Intestinales*

Tip 3 *6 para Prevenir la OSTEOPOROSIS*

Tip 4 *Acidez Estomacal*

Tip 5 *Acido Úrico*

Tip 6 *Afrodisiaco*

Tip 7 *Almorranas* **(1)**

Tip 8 *Almorranas* **(2)**

Tip 9 *Antiespasmódico*

Tip 10 *Baja la Presión Sanguínea*

Tip 11 *Barros y Espinillas*

Tip 12 *Borracheras* **(1)**

Tip 111.- *Y último PERO este esta lárgo.*

Despedida y Salu2

La Herbolaria MEXICANA

Historia Corta y **"Chorro de Tips"**

Para Mayores de 18 años. No Substituye a los Médicos SON "Recetas" usted sabe "Si'lentra".

en su serie: ¿**Realidades o Novelas?**

que Son Escritos Cortitos PERO que Dicen Mucho

Para Sugerencias de Temas, Peticiones y Complacencias: holasoyjavy@yahoo.com

o en FACEBOOK @Realodades ONovelas

o en TWITTER @Realidades oNovelas

Correo redacción: javyjg@yahoo.com